2800人を看取った医師が教える

人生の意味が見つかるノート

ホスピス医
小澤竹俊

アスコム

はじめに

生きている限り、人はさまざまな悩み、苦しみに直面します。

仕事や勉強に関する苦しみ、家族に関する苦しみ、お金に関する苦しみ、恋愛や人間関係に関する苦しみ、健康に関する苦しみ……。

数え上げれば切りがありません。


苦しみには、もちろん努力によって解消できるものもありますが、どうしてもなくすことができないものもたくさんあります。

大きな苦しみに直面したり、どうしても解消できない悩みを抱えたりするたびに、多くの人がこう思うはずです。

「早く苦しみから解放されたい」

「どうして自分ばかりがこんな目に遭うんだろう」

では、どうすれば、こうした苦しみを和らげることができるのでしょうか。
おそらく人によって答えは異なるでしょうが、私は今までの経験から、「人生の意味を見つけること」が大事なのではないかと思っています。

私は20年以上、人生の最終段階の医療に携わり、数多くの患者さんをお見送りしてきました。

私が出会う患者さんたちは、病気による心身の苦しみや、「人生最後のときが近づいている」という苦しみを抱えていらっしゃいます。

それらの苦しみは、決してなくなるわけではありません。

しかし、多くの患者さんたちは、苦しみに直面し、もがく中で、さまざまなことを知り、学んでいきます。

人生を振り返り、自分自身を見つめ直し、自分がこの世に生まれてきた意味や自分という存在の本当の価値に気づいたり、人生において本当に大切なものに気づいたり、あまりにも当たり前すぎて見過ごしていた、家族や友だちの優しさ、ありがたさ、自然の美しさに気づいたりするのです。

そして、「自分が生きてきた意味」「人生の価値」を知り、自分自身や自分の人生を肯定できるようになった患者さんは、苦しみをしっかり受け入れた上で、より強く、より幸せに、人生最後の時間を過ごされます。

苦しみは、できれば避けて通りたいものです。

けれども、苦しみを通してしか知りえないこと、学べないこと、手に入れられないものもたくさんあるのです。

では、「人生の意味を知ること」「苦しみから学び、強さや幸せを手に入れること」は、病気や死といった、究極の苦しみを味わっている人にしかできないのでしょうか。

私は、そうは思いません。

「病気や事故などで家族を失い、一時期はひどく苦しんだけれど、亡くなった人との絆《きずな》は失われていないことに気づき、生きている間に大切な人たちとの時間を積み重ね、たくさん思い出をつくっておくことがどんなに重要であるかを知った」

「会社をクビになって大変な思いをし、収入も下がったけれど、自分が何をやりたいか、何をやるべきかを真剣に考えることができ、支えてくれる家族のありがたさにも気づいた」

おそらくみなさんの中には、過去にこうした経験をしたことがある人もいるでしょう。

病気や死に限らず、私たちは日々、悩みや苦しみを抱えながら生きています。そこから新たな気づきを得、人生の意味を知れば、人は必ずその出来事を肯定し、受け入れ、本当の強さや幸せを手にすることができるはずです。

なお、前著『今日が人生最後の日だと思って生きなさい』（アスコム）でも紹介したように、私たちは「ディグニティセラピー」という手法を用いて、患者さんにご自分の人生を振り返っていただくお手伝いをしています。

ディグニティセラピーとは、「人生の中でもっとも思い出深い出来事」や「大切な人に伝えておきたいこと」など、いくつかの質問に答えていただくというものです。

質問に答えるためには、さまざまな記憶を掘り起こさなければならず、漠然と考えていてはまとまらない思考も、人に話したり文字にしたりすることで、次第に輪郭がはっきりとしていきます。

その過程で、ご自分が生きてきた意味に気づいたり、人生を肯定できるようになったりする方は少なくありません。

このノートは、そうした経験を踏まえ、みなさんにこれまでの人生をあらためて振り返っていただければ、そして何らかの発見をしていただければ、と思いを込めて作りました。

質問に対する答えは、長く書く必要はありません。

短い言葉でかまいませんので、心に浮かんだ思いを素直に書き出してみてください。

すべての質問に答え終えたら、回答内容や気づいたことなどを、自分自身や、大切な家族、友人などへの手紙という形にまとめてもよいでしょう。

現在、何らかの悩みを抱えていらっしゃる方、自分自身や自分の人生を肯定できずに苦しんでいらっしゃる方が、強く幸せに生きていく力を得るうえで、このノートが少しでもお役に立てたら、こんなに嬉しいことはありません。

2８000人を看取った医師が教える

人生の意味が見つかるノート

目次

第3章 死を前にしても、笑顔で過ごすために

第4章　今日一日を大切に過ごすことで、人生は変わっていく

第1章

人生の意味を探すことで、人は強く優しくなれる

人生の意味を探すだけで、人は幸せになれる

誰の、どのような人生にも必ず意味はあります。
あなただけの「生きる意味」を探すことで、
明日からの日々を強く、幸せに生きられるようになります。

もし、今日が人生最後の日だとしたら……。
あなたは納得して、自分の人生を終えることができますか？

まず最初におうかがいします。

あなたは、「自分の人生には意味がある」と思っていますか？


答えは人によってさまざまでしょう。

「もちろん、あると思っている」という人もいれば、「そもそも、人生に意味があるかどうかなんて、考えたこともない」という人もいるでしょう。

あるいは「自分は今までの人生の中で、『成し遂げた』といえることがないし、社会の役にも立っていない」「自分の人生には意味がない」と思っている人も、いるかもしれません。


しかし私は、自信を持って言えます。

「誰の、どのような人生にも、必ず意味がある」「人はただ、この世に存在しているだけで、必ず誰かの役に立ち、必ず誰かの支えになっている」と。

「そんなのはきれいごとだ」と思われるかもしれませんが、これは、私が今まで、自分の人生や仕事を通して、強く実感したことです。


人生の最終段階の医療に携わっていると、さまざまな患者さんに出会います。

病気による痛み、死の不安や恐怖にさいなまれている方。

病気が進行して身体が思うように動かなくなり、「こんな自分には、生きている価値がない」とおっしゃる方。

「自分の人生には何もいいことがなかったし、大したこともできなかった。こんな人生には意味がない」とおっしゃる方。

それぞれ、大変な苦しみを抱えていらっしゃいます。


ところが、人生最後のときが近づくにつれて、多くの方が穏やかに、幸せに日々を過ごされるようになります。

痛みを緩和するケアを受けながら、時間をかけて丁寧に自分の人生を振り返り、人生の意味を考えるうちに、「自分の人生にも幸せなこと、誇れること、大切だと思えること、学べたことが確かにあった」「自分なりに頑張って生きてきた」と思うようになるからです。

人生の意味を見つけようとすること。

それは、間もなくこの世を去ろうとしている人にとって、本当の幸せを知り、心の穏やかさを手に入れるために必要なのです。

そしてもちろん、いま健康に生きている人にとっても、人生の意味や、自分が存在している意味を知ることは、前を向いて生きていくうえでの原動力となります。

私には長い間、「自分は無力である」という思いに苦しんだ時期がありました。

患者さんの中には、穏やかに亡くなられた方がいる一方で、「死にたい」と言い続け、心を閉ざしたまま亡くなられた方もいます。

また、「私は死なないですよね。死なないと言ってください」という患者さんの必死の訴えに、何も言えなかったこともありました。

人の役に立つ仕事をしたくて医師になったにもかかわらず、患者さんの病気を治すこともできず、苦しみを和らげることもできない。

そんな自分の無力さに苦しみ、「自分が存在している意味はあるのだろうか」と悩み、患者さんの前から逃げ出したいと思ったこともありました。

私はずっと、「誰かの支えになりたい」と思って仕事をしてきましたし、もしかしたら心のどこかで、「自分には、患者さんの苦しみを解決できる力がある」と思っていたかもしれません。

けれども、悩みぬいた末に「自分も生身の、弱い人間にすぎない」という、当たり前の事実を認めたとき、ようやくわかったことがあります。

それは「実は私の方が支えを必要としており、患者さんに支えられている」

「たとえ無力でも、患者さんのそばに存在し続けることが大切ではないか」ということでした。

何もできない自分でも、患者さんが許してくだされば、患者さんのそばにいることができるし、何もできない自分だからこそ、患者さんのそばで、患者さんの苦しみを共に味わうことができるのかもしれない。

そして、患者さんのそばにいさせていただくことこそが、無力な自分の心の支えになる。

そう考えるようになったのです。

すでに述べたように、患者さんの中には「身体が動かず、何もできない自分には価値がない」「生きていたって意味がない」とおっしゃる方もいますが、そんな患者さんたちに支えられて、私はこの仕事を続けることができたのです。

たとえ身体が動かなくても、仕事ができない状態にあっても、人は存在するだけで、必ず誰かの支えになっています。
「命は、役に立つから価値があるのではなく、存在するだけで、すでに価値を持っている」ということを、私は患者さんたちから教えていただきました。

人生の意味や、自分自身が存在する意味が見つかれば、人はそれを支えに生きていくことができます。

もしあなたが今、大きな苦しみを抱え、生きていくことに辛さを感じているなら、あるいは「自分の人生には意味がない」「自分には価値がない」と思っているなら、立ち止まってこれまでの人生を丁寧に振り返り、日々の生活をもう一度見つめ直してみてください。

今まで生きてきて、幸せに思ったことや大切だと思ったことは何ですか？
あなたにとって、良い人生とはどのようなものですか？
まずは、漠然とでかまいません。心に浮かぶ言葉を書いてみてください。

質問

これまでの人生で、幸せだと思ったことは何ですか？
あなたは、どんな人生であれば「良い人生」だったと思えるでしょうか？

やり残した後悔は、人にゆだねることで消えていく

人は「やるべきこと」ができない自分を責めてしまいがちです。
「自分がやらなければ」という思いに苦しんでいる人は、
「もし人生の終わりが近づいていたら」と考えてみましょう。
それが、本当にやらなければならないことか、わかるはずです。

今、「やり残している」と感じていることはありますか？

親として、子として、社会人として……。

人はみな、何らかの責任を負って生きています。

そして、大切なものがあればあるほど、責任を重く感じるものです。

「自分が、子どもをしっかり育てなければ」「自分が、家族を守らなければ」「自分が、この仕事をやり遂げなければ」といった具合に。


確かに、与えられた責任をしっかり果たす人は、とても立派です。

しかし、「やらなければ」と思えば思うほど、人は自分に対して厳しくなる傾向があります。

何でもかんでも「自分で何とかしなければ」と考え、結果的に、身体や心に大きな負担をかけてしまったり、「人に頼んだり任せたりするより、自分でやった方が楽」と考え、時間的にも体力的にも、あるいは精神的にも、とてもこなしきれないほどのことを抱え込んでしまったり……。

また、責任感が強い人ほど、病気になったり、いざ「死」というものが目の前に迫ってきたりしたときに、大きなショックを受けがちです。

自分のことよりも、周りの人たちのことが心配でたまらなくなり、「自分がいなかったら、家や会社はどうなってしまうんだろう?」といった不安にかられてしまうのです。

あるいは、「身体が思うように動かなくなり、周りの人や社会の役に立たなくなった自分には、価値がない」などと、自分を責めてしまいます。

以前、お見送りしたある女性の患者さんは、やはり責任感の強い方でした。

元気なころは、専業主婦として二人の幼いお子さんを育てながら、ＰＴＡの役員なども積極的になさっていた彼女が、乳がんを患い、余命半年と宣告されたのは、40代半ばのことでした。

初めてお会いしたころ、彼女は常に自分を責め、苦しんでいました。

私がうかがうたびに、がんによるご自身の痛みや辛さを訴えるのではなく、

「何もできなくなってしまい、周りの人に申し訳ない」

「子どもたちの成長を見守れない自分が情けないし、ふがいない」

とおっしゃるのです。

私は、責任感の強さや、子どもたちへの愛情からくる、そんなお母さんの言葉を、ただただ聴き続けました。


しかし、それから三カ月ほど経ったころ、彼女の気持ちに変化が訪れました。

「自分がこの世を去る日が近づいている」ということを、少しずつ受け入れ始めたのでしょう。

「この世で子どもたちの成長を見守るのは、夫にゆだねることにしました」

「私はあの世で、家族を見守ることにします」

とおっしゃるようになったのです。

それと同時に、かつては苦悩に満ちていた彼女の顔には、穏やかな笑顔が浮

かぶようになりました。

やり残したこと、どうしてもできないこと、自分の手に余ることを、ほかの人や自然、運命などにゆだねる。

それは、責任感の強い人にとっては、大きな覚悟が必要かもしれません。

しかし、「自分がいなければ」「自分がやらなければ」という思いに苦しんでいる人は、一度、「もし人生の終わりが近づいていたら」と考えてみてください。

もしかしたら、抱えているもののうち、何をどう、誰にゆだねたらいいか、そのヒントが見つかるかもしれません。

「ゆだねる」ことで、やり残したことへの後悔、できないことへの自責の念などは、少しずつ消えていくはずです。

質問

「やり残している」と感じ、後悔していることを書いてみましょう。
そのうえで、誰かにゆだねられることがないか、考えてみてください。

この世を去ったあとも、あなたの思いは残り続ける

誰の心の中にも、
必ず「大切な人に伝えたいこと」があるはずです。
大切な人に対する思い、自分について知っておいてほしいこと、
自分が人生を通して学んだこと……。
それらはみな、あなたがこの世を生きた証しです。
そして、「大切な人に伝えたいこと」の中にこそ、
あなたが生きている意味が含まれているはずです。

あなたは大切な人に、どんな言葉を残したいでしょうか？

以前、お見送りしたある患者さんは、司法書士の仕事をなさっていました。64歳のときに胃がんが見つかり、仕事をやめて治療に専念したのですが、徐々に薬が効かなくなり、主治医の先生から「これ以上の治療は難しい」と告げられたのを機に、ホスピス病棟に入院されました。

最初のころ、その患者さんはよく「残された時間は限られているし、生きていても意味がない」とおっしゃっていたのですが、スタッフが丁寧に話を聴くうちに、少しずつ気持ちが変化していったのでしょう。

「今から思うと、本当に良い家族に恵まれました」

「病気になって初めて人の弱さを知り、人の優しさがわかるようになりました」

と口にされるようになりました。

そして、苦しみを通して知った、家族の大切さ、人の優しさを文章に書き残し、若い人に伝えたいと考えるようになったのです。

「私が死んだあとでも、この人生で学んだ大切なことを、若い人たちに伝えることができる。こんなに嬉しいことはありません」
と、その患者さんは目を輝かせていました。

なお、「はじめに」でも触れましたが、めぐみ在宅クリニックではディグニティセラピーを取り入れています。

ディグニティセラピーは、患者さんに、ご自身の人生を振り返っていただくというものです。

患者さんの人生にいかに価値や意味があったかを、患者さんご自身に知っていただくと同時に、患者さんと周りの方の間に、たとえ患者さんがこの世を去っても、決して消えることのない絆をつくっていただく。

それが、ディグニティセラピーの目的です。

具体的には、患者さんに「あなたが一番生き生きしていたのは、いつごろですか?」「あなたが人生から学んだことで、ほかの人たちに伝えておきたいのは、どんなことですか？」といった質問にお答えいただき、その回答の内容を、私たちが、患者さんから大切な人への手紙という形にまとめます。

こうしてできあがった手紙には、患者さんの思いが詰まっています。

娘さんに、「職業訓練所で働き、就職支援することで、多くの人を支えられたことを、最も誇りに思っている」というメッセージを残された方。

息子さんに「人間は人のことを優先的に考えるくらいがちょうどいい」というメッセージを残された方。

どの言葉にも、お一人お一人の人生の重み、大切な方への思いが詰まっており、回答を読み、手紙にまとめながら、私たちも感銘を受けたり、胸を打たれたりすることがしばしばあります。

残された時間が短くなったとき、多くの人は、「この世を去ったあと、世の中や大切な人に残したいメッセージがある」ということに気づきます。

自分の人生がどのようなもので、何を誇りに思っているか。

周りの人たちに、どれほど感謝しているか。

子どもたちに、どんな人生を送ってほしいか。

人生にとって本当に大切なものは何か。

こうしたことを言葉にするのは、その人の尊厳を取り戻す作業です。

そして、それらを大切な誰かに伝えることができたとき、その人の尊厳は世代を超えて継承されていきます。


「自分の人生の意味がわからない」「毎日、どうでもいいことに振り回されている気がする」という人は、ぜひ「もし大切な人にメッセージを残すなら、どんなことを伝えたいか」を考えてみてください。

自分の人生を振り返り、「伝えたいこと」「残したいこと」が何であるかを真剣に考えたとき、人生の意味や自分自身の価値、本当に大切なものが見えてくるかもしれません。

質問

もし大切な人にメッセージを残すなら、どんなことを伝えたいですか？
人生で強く記憶に残っていること、学んだことなどを書いてみましょう。

どんな過ちも「これでよい」と許せる日が来る

人生には嬉しいとき、幸せなときもあれば、
苦しいとき、絶望してしまうときもあります。
そして、生きる目的や自分自身の価値を見失ってしまったときは、
生き生きと輝いていたときの自分が
支えになってくれることがあります。
ふだんは忘れていても、過去の自分を丁寧に思い出すことが、
人生の意味や価値に気づくヒントになるのです。

心から「生きてきてよかった」と思った出来事は何でしょうか？

生きている限り、人にはさまざまなときが訪れます。

楽しいとき、嬉しいとき、幸せなとき。

そして悲しいとき、苦しいとき、絶望したとき……。

では、辛いとき、あなたの心の支えとなってくれるのは何でしょうか？


答えは人によって、あるいは場面によってさまざまでしょう。

仕事で苦しい思いをしている人にとっては、周りの人の愛情や、大好きな趣味が支えになるかもしれません。

逆に、大切な人を失ったときには、仕事が支えになるかもしれません。


では、生きる目的や自分自身の価値を見失ってしまったときはどうでしょう。

そのような場合は、もしかしたら、過去の自分が、今の自分を絶望から救ってくれるかもしれません。

以前、出会った患者さんの中に、すい臓がんになった60代の男性がいました。すい臓がんは治療が難しいといわれていますが、彼は懸命に病気と闘っていました。

辛く苦しい日々の中で、彼の心の支えとなったのは、かつて元気だったころの自分の姿であり、思い出です。

学生時代、ずっと野球をしていた彼は、「あんなに丈夫だった自分が、病気に負けるはずがない」と考え、希望を捨てずにいました。

もちろん、ときには病気になった自分、弱ってしまった自分を受け入れた方が、気持ちが楽になることもあります。

しかし、その方にとっては、「自分が負けるはずがない」と思い続けることこそが支えになっていたのだと、私は思います。

ほかにも、過去の思い出に支えられた方、過去を丁寧に思い出すことで、生きる意味や自分自身の価値に気づかれた方は、たくさんいらっしゃいました。「自分の人生には、楽しいことなんてまったくなかった」と思い込んでいた方が、死を前にして丁寧に人生を振り返り、「今まで気づかずにいたけれど、自分はたくさんの人に支えられ、愛されていたのだ」と気づいたり。「愛する家族をおいて、この世を去らなければいけない」という思いに苦しんでいた方が、少しずつ「こんなにも楽しい思い出がたくさんできたのだから、もうこの世に未練を残さず、穏やかな気持ちで旅立とう」という気持ちになっていったり。

あるいは、ずっと「自分の人生は失敗の連続だった」「たくさんの過ちをおかしてしまった」と悔やんでいた方が、「しかし、自分はそのときそのときを、常に一生懸命に生きてきた」と考えるようになり、笑顔を取り戻されたこともありました。

たとえ、ふだんは忘れていても、心のアルバムをめくれば、誰でも必ず生き生きと輝いている瞬間の写真を見つけることができるはずです。

両親や祖父母、友人、恋人、子どもから、愛されていると感じた瞬間。
仕事や勉強、趣味などで、ささやかでも喜びを感じた瞬間。
自然の美しさに気づいたり、素敵な本を読んだりして、感動した瞬間。

何でもかまいません。
ぜひ、辛いときに心の支えとなるような輝いた瞬間、「生きてきてよかった」と思えるような瞬間を探してみましょう。

質問

「自分が生き生きと輝いていた」と思える瞬間を書き出し、そのときの幸せな気持ちをもう一度、丁寧に味わってみましょう。

第2章

平凡な人生はなく、価値のない人もいない

これまでの選択が、あなたを最良の場所へ導いている

人は常に選択しながら生きています。
「これまでの自分には、選ぶ権利も選ぶ余地もなかった」と考えている人でも、ふだんは意識していないだけで、自分にとって「良い」と思えるものを選択してきたのではないでしょうか。
つまり、今のあなたの人生は、
選択を重ねた末の最良の結果であり、
これからもより良い人生を選び続けることができるのです。

あなたはふだん、何を大事にし、何を選んで生きていますか？

人生は、なかなか思い通りにはいかないものです。

子育てが一段落し、「働こう」と思った矢先に、今度は両親の介護をしなければならなくなったり、「こんな仕事がしたい」「こんな場所に住みたい」と思っても、条件に合う仕事や物件がなかなか見つからなかったり……。


「私の人生は何一つ思い通りにいっていない」

「私には選ぶ権利も選ぶ余地もない」

そう思っている人も、みなさんの中にはいるかもしれません。


でも、本当にそうでしょうか？

実は私たちはふだん、常に選択を重ねながら生きています。

朝、目覚まし時計が鳴ったときに、起きるかどうかを決めるのも自分です。

どういう経路で職場に行くか決めるのも自分だし、どの仕事から手をつけるかを決めるのも自分。

外食の際は、数あるメニューの中から、食べたいものを選んでいるはずです。

職業や生き方にしても、必ずどこかで選択をしているはずです。

「就職活動をしたけれどなかなか受からず、唯一決まった会社に入っただけ」という人も、世の中のすべての会社を受けたわけではありません。

受ける会社を決める時点で、ある程度は「興味があるかないか」「受かりそうかどうか」といった選択をしているはずなのです。

そして、選択をするときに、自分にとって良くない方を選ぶ人はいません。

必ず、その時点で「より良い」と考えたものを選んでいます。

つまり、今のあなたの人生は、過去の無数の選択の積み重ねによってできあがった、最良の結果なのです。

しかし、健康なとき、人はなかなか、その事実に気づくことができません。

「いつだって自分には、選択の自由があったのだな」と気づくのは、たいてい、病気になったときや、人生の終わりが近づいてきたときです。

病気などで身体が不自由になると、選択の幅は大きく狭《せば》まります。

元気なとき、私たちは自分の足でどこにでも行くことができ、お金が許す範囲で、食べたいものを食べることもできます。

しかし、身体の自由がきかなくなると、通りの向こうのコンビニに行くことも、自宅のトイレに自力で行くことも難しくなります。

食べるものも制限され、場合によっては、口からではなく、胃ろうによって体内に取り込まなければならなくなります。

私はよく、次のような患者さんの言葉を耳にします。

「もう一度、歩いて近所のスーパーに行きたいなあ」

「もう一度、寿司をお腹いっぱい食べたいなあ」

そしてみなさん、「今まで、自由に好きなものを選んで生きてきたんだなあ」

とおっしゃるのです。

それでも生きている限り、選択の自由は与えられます。

たとえば、自力でトイレに行けなくなった患者さんは、おむつを使うか、ポータブルトイレを使うか、尿留置カテーテルを使うかを選ぶことができます。

身体が動かなくなった方は、誰に介護を頼むかを選ぶことができます。

私たちは、この世を去る最後の瞬間まで、常に「より良い選択」をし続けることができるのです。

「自分は思い通りに生きられていない」と思っている方は、ぜひ、日常の中で何気なく選んでいるものに目を向けてみてください。

自分がふだん、いかに多くのことを自由に当たり前に選んでいるかに気づくことができれば、きっと自分の人生を肯定し、明日からより意識的に、一つひとつの選択ができるようになるはずです。

質問

ふだんの生活やこれまでの人生を見つめ直し、
「自分が選んでいること」「自分が選んできたこと」を書き出してみましょう。

死を前にすると、人生の素晴らしさがわかる

最後のときが近づくと、
多くの人は自分自身や自分の人生を肯定するようになります。
「自分の人生に良いことなどなかった」
「自分には価値などない」と思っていた人でも、
それまでの歩みを振り返り、
自分が存在した意味や、この世界の素晴らしさに気づきます。

あなたは、自分の人生の中で、何に誇りを感じていますか？

死を前にしたとき、人生を振り返る人は少なくありません。

自分がやってきたこと、自分がこの世に存在した意味などを考えるようになるのです。


そして多くの人は、自分の人生を肯定できるようになります。

それまで、

「自分の人生に、良いことなんてなかった」

「自分の人生に、意味や価値なんてあっただろうか」

と思っていた人でも、

「派手なことはなかったけれど、実はたくさんの人に支えられて生きてきた」

「それなりに幸せな人生だった」

「少しは、人の役に立つことができた」

と考えるようになるのです。

ディグニティセラピーを通して、ご自身の人生の意味をあらためて確認される方、価値に気づかれる方も、たくさんいらっしゃいます。


たとえば、金属加工メーカーに勤めていたある男性は、息子さんに向けて、

「ひたすら金属と取り組み続けた人生であり、特に華やかなことはなかったけれど、ある設備を工場に導入するプロジェクトに関わり、会社が生産力を上げていくための基礎つくりに貢献できたことを誇りに思っている」

「家族を守り、子どもたちを無事育てることができたことを幸せに思っている」

と語っておられました。

また、別の男性は、奥さんに向けて、

「何か特別に大きなことを成し遂げたわけではないけれど、愉快な人生だった」

「病気になったことも含め、決して順風満帆な人生ではなかったけれど、目の前の課題を乗り越えて達成感を味わったり、うまくいかないこととどう折り合

いをつけていくかを考えたり、面白い人生だった」

と語っています。

なお、この方は子どものころから音楽が好きで、会社員時代にはバンドを組んでいました。

病気になってから過去の写真を見直したところ、ライブで、常に自分がセンターに立ち、格好をつけているのを見て、

「自分は、どちらかといえば臆病な生き方をしてきたと思っていたけれど、本当はこんなに楽しそうに生きていたんだな」

と、あらためて思ったそうです。

誰の人生にも必ず、ドラマはあります。

自分自身に起きた出来事はあまりにも身近すぎるため、人はつい「つまらないこと」「当たり前のこと」と思ってしまいがちですが、よくよく見てみると、

取るに足らない人生や平凡な人生など、一つもないのです。

世間はどうしても、華々しい活躍をした人ばかりに注目しがちですが、他人の評価と、「本人が自分の人生をどのようにとらえているか」「本人が自分の人生にどれだけ満足しているか」は、まったく関係ありません。

自分で、自分自身や自分の人生に「価値がある」と思えること。

それこそが、明日からの人生を輝かせるうえで、大事なことなのです。

次のページの質問には、ぜひ「あなたが愛した人、あなたを愛してくれた人は誰か」「あなた自身について、大切な人に知っておいてほしいことは何か」「家族や仕事、地域の活動などにおいてあなたが果たした役割のうち、もっとも大切なものは何か」などを考えながらお答えください。

そうすればきっと、あなたの人生の素晴らしさがわかり、あなたが誇りに思えることが見えてくるはずです。

郵 便 は が き

切手を
お貼りください

105-0002

（受取人）
東京都港区愛宕1-1-11
(株)アスコム

2800人を看取った医師が教える
人生の意味が見つかるノート

読者　係

本書をお買いあげ頂き、誠にありがとうございました。お手数ですが、今後の出版の参考のため各項目にご記入のうえ、弊社までご返送ください。

お名前	男・女	才
ご住所　〒		
Tel	E-mail	
この本の満足度は何％ですか？		％
今後、著者や新刊に関する情報、新企画へのアンケート、セミナーのご案内などを郵送またはeメールにて送付させていただいてもよろしいでしょうか？ □はい　□いいえ		

返送いただいた方の中から**抽選で5名**の方に
図書カード5000円分をプレゼントさせていただきます。

当選の発表はプレゼント商品の発送をもって代えさせていただきます。
※ご記入いただいた個人情報はプレゼントの発送以外に利用することはありません。
※本書へのご意見・ご感想に関しては、本書の広告などに文面を掲載させていただく場合がございます。

●本書へのご意見・ご感想をお聞かせください。

ご協力ありがとうございました。

質問

今までの人生を振り返り、誇りに思えることを書いてみましょう。

残された時間があと一年なら、あなたは何を望むのか

毎日があまりにも忙しく、
「しなければならないこと」が山積みになっている人は、
その中に「しなくてもいいこと」が交ざっていないか、
一度立ち止まって考えてみましょう。
そうすれば、あなたにとって本当に必要なもの、
あなたが本当にやりたいことが見えてくるはずです。

今日、あなたが本当にやりたいことは、どんなことでしょうか？

私たちは日々、たくさんの「しなければならないこと」に追われています。「仕事をしなければならない」「掃除をしなければならない」「友だちとの集まりに参加しなければならない」など、数え上げたら切りがありません。

もともとは「やりたい」と思っていたことでも、予定に入れ、時間が経つと、いつしか「しなければならないこと」になってしまうことがあります。

そして「しなければならないこと」がたまっていくと、それはときに、人を苦しめます。

「しなければならないこと」が全然片付かず、「時間の使い方が下手なんじゃないか」と自分を責めてしまったり、「しなければならないこと」に追われて、人生を楽しむ余裕がなくなってしまったり……。

そんな人は、意外と多いのではないでしょうか。

でも、ちょっと立ち止まって、考えてみてください。

あなたが今、「しなければならない」と思っていることは、あなたにとって本当に大事なことですか？

「しなければならない」と思っていることの中に、手放してもいいものは混ざっていませんか？

もし「しなければならない」という気持ちがあまりにも辛いようであれば、抱えている荷物を少しだけ手放したり、誰かにゆだねたりすることを考えてみてください。

以前、私が出会った50代の女性の患者さんも、「しなければならない」という強い思いに縛られていました。

元気なとき、彼女は人材派遣の会社に勤め、いくつもの大きなプロジェクトを任されながら、一人で認知症のお母さんの介護をしていました。

ところが、自分自身にがんが見つかり、少しずつ身体の自由がきかなくなっていったのです。

彼女はよく言っていました。

「私は今まで、お母さんのために生きてきました。自分が病気になって一番悔しいのは、お母さんの介護ができなくなったことです」

「お母さんの介護をしなければならないのに」「自分が情けない」と苦しみ続ける彼女に、私は問いかけました。

「これからどんなことがあれば、お母さんは、穏やかな気持ちで日々を過ごすことができると思いますか？」

彼女はこの問いに対し、何日も考え、ある答えにたどりつきました。

それは、お母さんの介護を、プロの手に任せること。

長年抱えていた、「お母さんの介護を、自分がしなければならない」という思いを手放したのです。

しかし、彼女には、最後まで手放さなかった「しなければならないこと」もありました。

それは、お母さんと一緒の写真を撮ること。

彼女から「どうしても、お母さんとの写真を残したい」と相談されたのは、病状がかなり進み、あと何日生きられるかわからない、というときでしたが、私たちはその望みをかなえるべく奔走し、撮影は無事終了。

その5日後、彼女は亡くなりました。

とても大切な「しなければならないこと」を実現させられた喜びからでしょうか。写真の中の彼女は、とても穏やかで美しい笑顔を浮かべています。

質問

「しなければならない」と思っていることを、すべて書き出してみましょう。
残された時間が少なくても「これだけはやりたい」と思うものはどれですか？
そして「しなくてもいい」と思えるものはどれですか？

たとえ報われなくても、努力をしたという事実は残る

努力は必ず報われるとは限りません。
どれほど努力しても思うような結果が出ず、
絶望したり、怒りを覚えたりすることもあるでしょう。
しかし、良い結果につながらなかったとしても、
努力をした事実は残ります。
そして、努力をしたこと、努力をする過程で学んだことは、
結果よりもはるかに大事なのです。

あなたがこれまでに努力したこと、
そこから学んだことは、どのようなことですか？

私たちはよく、「努力は必ず報われる」という言葉を口にしたり、耳にしたりします。

努力は必ず報われる。

確かに素敵な言葉です。

「持って生まれた才能がすべてではない」「努力によって、夢や希望が実現できる可能性はいくらでも広がる」と思うことで、人がやる気を出したり、前向きに生きられるようになったりすることは、もちろんあるでしょう。

ところが一方で、この言葉が人に絶望を与えることもあります。

どんなに努力しても、思うような結果が出せなかったとき、人はまったく努力しなかったとき以上に落ち込んだり、むなしい気持ちに襲われたりしてしまうからです。

たとえば、以前、私が出会った、ある女性の患者さんは、結婚してしばらくお子さんができず、何年も不妊治療に取り組まれたそうです。

大変な努力を重ねた結果、二人のお子さんに恵まれたのですが、お子さんがそれぞれ小学校と幼稚園に上がって間もないころ、自分が胆管がんに侵されていることがわかりました。

医師たちはさまざまに手を尽くし、患者さんも辛い治療に頑張って耐えたものの、症状はどんどん悪化していきました。

ついに治療を続けることが難しくなり、最後のときを迎える準備を始めなければならなくなったとき、患者さんの心は、怒りと絶望でいっぱいになっていました。

怒りに満ちている間、誰が何を言っても、人は聴くことができません。

彼女は毎日、

「どうして私が、こんな目に遭わなければならないの？」

「努力すれば必ず報われると思って、今まで生きてきたのに」

と口にし続け、私たちはその言葉に、ただただ耳を傾けました。


しかし、彼女の気持ちに、やがて少しずつ変化が起こり始めました。

おそらくディグニティセラピーを通して、「子どもたちにどんなメッセージを残したいか」を考えるようになったのが、大きなきっかけになったのでしょう。

彼女はあるとき、

「病気がわかってからずっと、自分が何のために生まれてきたのか、子どもたちや家族の世話もできない自分に、生きている価値などあるのか、と考えてきました。でも最近になってようやく、自分が今まで頑張って生きてきたからこそ、子どもたちをこの世に送り出すことができたのだという、当たり前のことに気づきました」

と、穏やかな笑顔で語ってくれました。

彼女はさらに、

「大変な治療に取り組んでこられたのは、子どもたちと少しでも長く一緒にいたかったからです。私が病気を乗り越えるために、できる限りの努力をしたということ、それが子どもたちへの愛の証だということを、子どもたちに伝えておきたい」

とも言っていました。


世の中は理不尽です。

努力が必ず報われるとは限りません。

「努力すれば報われる」と思っていると、現実とのギャップに苦しむこともあるでしょう。

しかし、たとえ良い結果につながらなくても、「努力をした」という事実は残ります。

そして、努力をする過程で何を学んだかが最も大事なのです。

質問

結果にかかわらず、これまでの人生で「努力した」と思えることは何ですか？
次に、その努力から何を得たか、何を学んだかを考えてみてください。

人生の終わりを考えたとき、「どう生きるか」が見えてくる

「自分がどう生きたいか」がわからなくなったときには、
「どのように最後を迎えたいか」を考えてみましょう。
人生最後のときが近づいてくると、余計なものがそぎ落とされ、
自分にとって本当に必要なもの、自分が本当に望むことが、
シンプルに浮かび上がってきます。
「どのように最後を迎えたいか」を考えると、
「どう生きたいか」が見えてくるはずです。

どこで誰に見守られ、どんな思いでこの世を去りたいですか？

私たちは日々、さまざまな迷いを抱えながら生きています。食事の献立をどうするか、目的地まで電車で行くかバスで行くか、といった日常のささいなことから、進路をどうするか、誰といつ結婚するか、家を買うかどうかといったことまで、人生は迷いと選択の繰り返しであるといってもいいかもしれません。

迷ったとき、何を基準にして決断を下すか。

その方法は、人によって異なるでしょう。

直感で決める人もいれば、とことん理詰めで考える人もいるでしょう。自分では決めず、流れに身を任せる人もいれば、「10年後、どのような自分でいたいか」を考え、それに基づいて決断する人もいるかもしれません。

なお、私は生き方に迷ったとき、「どのように最後を迎えたいか」を考えるのも一つのやり方だと思っています。

「どう生きたいか」だけにフォーカスをあてると、人はどうしても、いろいろなことを考えすぎてしまいます。

より多くのお金やより高い地位、名誉を手に入れることにこだわったり、世間体などを必要以上に気にしたり。

もちろん、それらを考慮に入れることも、生きていくうえで大事かもしれません。

しかし、目に見えるものだけを追い求めたり、さまざまなしがらみに縛られたりすることで、本来、決断にあたって重視するべき大事なことを、見落としてしまうおそれがあります。

その点、「どのように最後を迎えたいか」を考えると、自分にとって本当に必要なもの、自分が本当に望むことが、シンプルに浮かび上がってきます。

よく耳にする使い古されたフレーズですが、あの世には、お金も地位も名誉も持っていくことはできません。

間もなく命を終えようとしているときに、世間体を気にする必要もないでしょう。

そうした状況で、自分に幸せや安らぎを与えてくれるものは、一体何なのか。人生を振り返ったとき、自分はどのような感想を抱きたいか。

一人でこの世を去ってもいいのか、家族に囲まれてこの世を去りたいか。

自宅で最後を迎えたいか、病院で死にたいか。

「家族に囲まれて、自宅で死にたい」と思う人と、「一人で、病院で死んでもいい」という人とでは、大事にするべきものが変わってくるでしょう。

この世を去るときに「やりたいことをやって満足した」「波瀾《はらん》万丈で面白い人生だった」と思いたいか、堅実に生きたことを誇りに思いたいかによって、生き方は変わってきますし、「周りの人の愛情に包まれて死にたい」と思えば、自分自身も周りの人を大切にして生きていこうと考えるはずです。

また、現在、２０２５年ごろまでに団塊の世代が後期高齢者に達し、介護費や医療費、死亡者数が急増して、介護医療従事者の人手や病床数が不足する、いわゆる「２０２５年問題」が懸念されています。

そんな中で、どうすれば穏やかに、人生の最後を迎えることができるか。

そのために今、できることは何か。

「どのように最後を迎えたいか」を考えておくことは、今後、誰にとっても、ますます重要になってくると思われます。

このように、「今日が人生最後の日だったら」と想像し、「どのように最後を迎えたいか」を真剣に考えれば、必ず「どう生きたいか」「どう生きるべきか」が見えてきます。

生き方に迷いが生じたときには、ぜひ試してみてください。

質問

どのような状況で、人生にどんな感想を抱いて、この世を去りたいですか？
思いつくままに書き込んでみましょう。

第3章

死を前にしても、笑顔で過ごすために

人は悩み、苦しむほど成熟していく

人が抱える悩みや苦しみの中には、
どうしても消すことができないものがあります。
しかし、どのような苦しみからも、人は必ず何かを学びます。
苦しみに直面し、悩むことによって、
初めて人生にとって大切なことに気づくのです。
それができたとき、人は本当の強さと幸せを手に入れます。

今、あなたの心を苦しめているもの、出来事はありますか？

生きている限り、人はさまざまな苦しみに襲われます。

ほしいものが手に入らない苦しみ。

大事な人やものを失う苦しみや、病気の苦しみ。

どんなに恵まれているように見えても、誰もが必ず、何らかの苦しみを抱えて生きています。


おそらく、多くの人は「苦しみのない人生を歩みたい」「人生から苦しみをなくしたい」と思っているはずです。

では、苦しみを取り除くには、どうしたらよいのでしょう。


あらゆる苦しみは、「こうだったらいいな」という希望と、現実とのギャップから生まれます。

そのため、努力などによって希望を実現するか、現実に合わせて希望の設定を変えることで、解消できる苦しみもあります。

加齢による身体能力の衰えに悩んでいるなら、食事や運動によって身体機能をできるだけ維持するよう努めるか、あるいはあまり身体に無理をさせないよう、生活の仕方を変える。

ほしいものが高くて買えず、苦しみを感じているなら、何とかしてお金をつくるか、手持ちのお金で買えるもので我慢する。

このようにして希望と現実のギャップを埋めれば、一部の苦しみは取り除くことができます。

しかし、人の力では、どうしてもなくすことのできない苦しみもあります。

大切な人が亡くなってしまった苦しみや、治療するすべのない病気になってしまったときの心身の苦しみなどは、その最たるものでしょう。

こうした苦しみを確実に乗り越えられる方法は、残念ながらありません。

ただ、確実にいえるのは、人は苦しみから、必ず何かを学ぶということです。

「人生とは、美しい刺繍《ししゅう》を裏から見ているようなものだ」

これは、フランスの古生物学者であり、カトリック司祭者でもある、ティヤール・ド・シャルダンの言葉です。

刺繍を裏から見ているときは、一つひとつの縫い目が何を意味しているか、まったくわかりませんが、それを表から見られるようになったとき、初めてその意味や美しさがわかります。

苦しみの真っただ中にいるとき、多くの人は「なぜ自分が、こんな苦しみを味わわなければならないのか」と思います。

ですが、ある程度時間が経ってから振り返ってみると、苦しんだからこそ学べたこと、得られたものが必ずあるはずです。

そして、数々の苦しみこそが、「あなたの人生」という、世界に一つしかない織物を作り上げてくれるのです。

私が出会う患者さんやそのご家族は、最初は、自分や家族が重い病気になったこと、残された時間がそう長くないことに、非常に苦しんでおられます。

しかし、多くの方は、苦しみの中で、周りの人の大切さや優しさ、ありがたさ、「日常」というものの素晴らしさ、自然の美しさ、自分が生きてきた意味や、自分という存在の価値など、苦しみに直面する前には知りえなかったこと、当たり前すぎて見逃していたことに気づきます。

そして、それができたときに初めて、自分が病気という苦しみを抱えることになった意味を理解するのです。

苦しみは、できれば避けて通りたいものです。

けれども、苦しみは、人間にとって必要なものでもあります。

苦しみとしっかり向きあうことによって、人は本当の強さと、本当の幸せを手に入れることができるのです。

質問

悩み苦しむ中で、あなたの支えとなったのは、どのようなことでしたか？
友人の言葉や家族の存在、自然の美しさなどでしょうか？

他者の幸福を望むと、心に「支え」と「希望」が生まれる

地位や名誉やお金など、目に見えるもので得られる「自分だけの幸せ」には限界があります。

誰かと競争し、他人と自分を比較しているうちは、心に平和が訪れることはありません。

しかし、他人の幸せを望むことができれば、心の穏やかさを得ることができます。


人生の中で喜ばせたい人、かなえてあげたい思いはありますか？

私は子どものころ、「医者にだけはなりたくない」と思っていました。人に注射針を刺すことに抵抗があったし、看護師の資格を持ち、私を医者にさせたがっていた母への反抗心もあったかもしれません。

そんな私の気持ちが変わるきっかけの一つとなったのは、高校生になり、「幸せとは何か」について考え始めたことでした。

自分なりに「どうしたら幸せになれるのか」を考えた結果、

「お金を手に入れたり、有名になったりすることによって、自分一人が幸せになるという『一人称の幸せ』には限界があるのではないか」

「自分がすることによって誰かが喜んでくれたときに、本当に幸せになれるのではないか」

「人の命に関わることができれば、最も大きな喜びを得られるのではないか」

との思いに至ったのです。

その気持ちは、もちろん今も変わりません。

これまで出会った患者さんの中にも、他人の幸せを考えることによって、幸せや心の穏やかさを手に入れた方はたくさんいます。

たとえば、ある50代の男性。

彼は高校を卒業してすぐ銀行に入社し、一生懸命に働きました。

「銀行の利益を最優先し、お金を返せそうにない人には融資をしない」など、かなり厳しい仕事ぶりではありましたが、仕事の成績は常に優秀で、大学卒の同期よりも早く支店長になり、収入も増えたそうです。

ところが、50歳をすぎたある日、検診で肺がんが見つかりました。

治療を開始したものの、病気の勢いは強く、彼は悩んだ末、ホスピス病棟で生活をすることを決意。

そこで、これまでの人生を振り返り、気づいたのです。

「どんなに地位や名誉、お金を手に入れても、死んでしまったらまったく意味がない」と。

元気だったころ、その患者さんは、家族のことも顧みず仕事に打ち込み、「仕事ができない人間は、会社にとっていらない存在だ」と考えていました。

けれども、「人生において本当に大切なのは、家族からの愛情や同僚との友情、仕事相手との信頼など、目に見えないものなのだ」「自分は今まで、家族や友人に支えられていたのだ」と気づいてからは、周囲の人への感謝の言葉を頻繁に口にするようになりました。

また、お子さんには「どんなに収入が良くても、他人を不幸にする仕事には就かないでほしい」と望むようになり、銀行の仲間には、亡くなる間際まで、「人からも社会からも信用される銀行をつくってほしい」というメッセージを送り続けました。

ホスピス病棟で過ごすようになってから、徐々に患者さんの食事の量は減り、体力も衰えていきましたが、目の輝きはどんどん増していきました。

「私は嬉しいんです。大切なことに気づくことができ、それを家族や同僚に伝えることができるからです。今はこんな身体ですが、私はとても幸せです」

という彼の言葉を、私は今でもよく覚えています。


自分だけの幸せを追い求めるとき、人はどうしても、地位や名誉、お金など目に見えるものや、誰かの愛情を独占することを考えてしまいがちです。

しかし、それによって得られる幸せには限界があります。

また、常に他人と競争したり、手にしたものを失うことを恐れたりするため、心に平和が訪れることはありません。

でも、他人の喜びを幸せにすることができれば、喜んでくれた人の数だけ自分も幸せになることができ、支えや希望が生まれ、心の穏やかさが得られるのです。

質問

「望みがかなったら、あの人は喜ぶだろうな」と思うことを書いてみましょう。
あなたの望みがかなったとき、喜んでくれる人を思い浮かべてみましょう。

大切な人を失っても、思い出があなたを支え続ける

大切な人が亡くなったとき、深い悲しみや苦しみを和らげてくれるのは、亡くなった人との心のつながりです。

生きている間に時間を積み重ねておくことで、残された側も「きちんと心がつながっている」と感じることができるのです。

また、同じ苦しみを抱えた人たちと気持ちを分かちあったり、自分の苦しみを言葉にしたりすることで、救われることもあります。

この世にいなくても、
あなたを支えてくれる家族や友人はいますか？

大切な人との別れは、誰にとっても耐えがたいほどの苦しみとなります。特に、長年苦楽を共にしてきたパートナーや家族、親友との死別ともなれば、残される側が味わう苦しみは、この世を去る本人と同じくらいか、ときにはそれ以上だといえるでしょう。

もちろん、どんなに悲しいことがあっても、心の傷は、ふつうは時間が経つにつれて少しずつ癒えていきます。

しかし、中には長い間、悲しみや苦しみを抱え続ける人もいます。

あるいは、

「自分が早く検査に行くよう勧めていたら、もっと早く病気が発見され、治療を開始することができたのではないだろうか」

「相手が生きている間に、もっと優しくしてあげればよかった」

といった具合に、自分を責めてしまう人も少なくありません。

このような、あまりにも深い悲しみや苦しみを抱えてしまったとき、人は何を支えに生きていけばいいのでしょう。

人生の最終段階の医療に携わる私たちにとって、最も大事なのは、患者さんに、少しでも穏やかな気持ちで限られた時間を過ごしていただけるよう、お手伝いすることです。

しかし一方で、残される方々の悩みや苦しみが少しでも和らぐよう心を砕くことも同じように大事だと、私は思っています。

そのため、患者さんのご家族（もしくは、患者さんにとって大切な方）とはできるだけしっかり話しあい、患者さんの身体の状態を正確にお伝えし、「患者さんと、たくさんお話をしてほしい」とお願いするよう心がけています。

たとえ患者さんの意識がなく、言葉で会話ができない状態でも、とにかく話しかけ続ける。

そうすることで、大切な人がこの世を去っても、残された側は「きちんと心がつながっている」と感じることができますし、そんな心のつながりこそが、悲しみや苦しみを和らげ、生きていくうえでの支えとなります。

また、私は死亡診断書を書いたあと、必ず亡くなったご本人とご家族に、次のようなお別れの挨拶を行うようにしています。

「○○さん、長い人生お疲れ様でした。○○さんは高校を卒業されたあと、長年、建築の仕事に従事し、雨の日も風の日も毎日のように働いてこられました。また、この病気になってからは、大切な家族を守りたいという思いが、闘病生活の支えになっていましたね。これからはどうか、向こうからご家族をしっかりと、そして温かく見守ってください」

挨拶の中で、私は必ず、その方が大切にされてきたことに触れ、ご家族と共有するよう心がけています。

するとご家族は、たとえ悲しみの中にあっても、涙を流しながら、少しずつ穏やかな表情に変わっていかれるのです。

なお、めぐみ在宅クリニックでは、月に一回、ご遺族の集まりである「わかちあいの会」を開き、みなさんに、大切な人を失った悲しみや苦しみをお話しいただいています。

この会で、同じ境遇の方々の話を聴いたり、自分の気持ちを話したりする中で、少しずつ心を癒《い》やし、前を向いて生きられるようになった――。

そんな方を、私は何人も見てきました。

もし今、大切な人がこの世を去ろうとしているなら、どうかその方との心のつながりを深めてください。

もし大切な人を失った苦しみから立ち直れずにいるなら、ぜひ、自分が抱えている苦しみを言葉にしてみてください。

質問

大切な人と「心がつながった」と感じられた瞬間を思い出してみましょう。
大切な人を失った悲しみがあれば、その苦しさを言葉にしてみましょう。

無力な自分だからこそ、人と支えあえる

自分の本当の気持ちは、
他人はもちろん、自分自身にもなかなかわかりません。
「自分の気持ちがわからない」という人は、
まずはほかの人の話に、丁寧に耳を傾けてみましょう。
そうすれば相手もきっと、
あなたの話を聴いてくれるようになります。
互いに話を聴きあい、支えあうことで、
自分の本当の気持ちが見えてくるかもしれません。

あなたが伝えたい、または伝えられていない思いはありますか？

人の気持ちというのは、ときに複雑なものです。

愛と憎しみ、嬉しさと悲しさなど、相反する感情がない混ぜになることもあれば、どうでもいいことはどんどん口に出せるのに、本当に大事なことほど、心の奥深くに隠れてしまうこともあります。

誰かの本心を知ることは容易ではなく、自分自身でさえ、自分の本心になかなか気づけないこともあります。

人生の最終段階の医療に携わる私たちにとって、患者さんの話を丁寧に聴くのは、とても大事なことです。

時間をかけ、ゆっくりと話を聴いて初めて、患者さんの本心や、患者さんが本当に望んでいることがわかることが、少なくないからです。

たとえば、患者さんが病院のスタッフに、「昨日の夜、あまり眠れませんでした」と言ったとします。

それに対し、「昼間、寝ていたからですよ」「少しくらい眠れなくても大丈夫です」「睡眠導入剤を出しましょうか？」などと答えるのは望ましくありません。

こちらの意見を一方的に押しつけたり、勝手に話を進めたりしては、患者さんの本心を知る機会を逃してしまいます。

このようなとき、私は、「沈黙」と「反復」を大事にしています。

「沈黙」とは、患者さんが言葉を発するまで、こちらからは話しかけずにじっと待つこと、「反復」とは、患者さんの話の中から、カギとなる言葉を見つけ、それを再度繰り返すことです。

「昨日の夜、眠れませんでした」と言われれば、「昨日の夜、眠れなかったのですね」と答え、「少しは眠れるのですが、すぐに目が覚めてしまうんです」と言われれば、「すぐに目が覚めてしまうんですね」と答える。

沈黙や反復を重ね、患者さんが「この人は私の苦しみをわかってくれる人だ」という安心感や満足感を抱いてくださったとき、患者さんと私の間に信頼関係が生まれます。

それができて初めて、患者さんは「このまま自分が死んでしまうんじゃないかと、不安で眠れないんです」「家にいる子どものことが心配なんです」など、本当の気持ちを話してくれるのです。

なお、こうした対話の中で、患者さんも気づいていなかった本当の気持ちや望みが、ふと患者さんの口をついて出てくることがあります。

いつも強気で、「さっさと死んでしまいたい」と言っていた患者さんが、人一倍、この世を去ることへの不安や恐怖を抱えていることがわかったこともあれば、ご家族に厳しく接していた患者さんが、心の中では家族に対し、申し訳ないという気持ちを抱えていることがわかったこともありました。

「自分自身が何を望んでいるかわからない」という人は、少し遠回りのように思われるかもしれませんが、まずは身の回りの誰かの話に、丁寧に耳を傾けてみてください。

相手の話をきちんと聴くことができれば、相手との間に信頼関係を築くことができます。

そうすればきっと相手も、あなたの話に耳を傾けてくれるようになるでしょう。

お互いに、丁寧に話を聴きあう中で、もしかしたらあなたの心の中に新たな発見が生まれたり、本当の自分の気持ちに気づいたりすることがあるかもしれません。

また、誰かの話を丁寧に聴くことは、自分の心の声を聴くうえでも、きっと参考になるはずです。

質問

話を聴いてほしい人、聴いてあげたい人は誰ですか？
お互いに伝えあっていない本心があれば、書き出してみましょう。

第4章

今日一日を大切に過ごすことで、人生は変わっていく

本当に大切なものは、あなたのすぐそばにある

私たちは、自然の恵みを受けて、この世界に生きています。
苦しみを抱えたとき、人生の意味がわからなくなったとき、
「自分には価値がない」と思ったときには、
ぜひ、身の回りの自然に目を向けてみましょう。
抱えていた苦しみが小さく思えたり、
この世界に生きている喜びや価値を
感じられたりするかもしれません。

身近な風景や自然に、心を動かされたことはありますか？

以前、ある50代の男性の患者さんの最後に関わったことがあります。

その方は、元気なときは猛烈な仕事人間で、朝早く家を出て、バリバリ働き、夜は遅くに帰宅する、という毎日を繰り返していました。

ところが、検診で肺がんが見つかったことにより、生活が急変。

医師からは「すでにあちこちに転移があり、積極的な治療は難しい」「一年以上生きることは難しい」と告げられました。

当然のことながら、最初は信じられない気持ちでいっぱいでしたが、彼は悩み苦しんだ末、少しずつ「自分が病気であること」「残された時間が、それほど多くはないこと」を受け入れていきました。

すると、身の回りのものが、まったく違って見えるようになったそうです。

たとえば、病気が見つかる前、彼は毎朝、自宅から駅までの道を、脇目も振らず早足で歩いていました。

しかし、「もうすぐ自分はこの世を去るのだ」という思いを抱きながら、通い慣れた道を歩いているとき、今まで一度も心に留めたことのない、あるものに気づいたのです。

それは、道端に咲く小さな花でした。

アスファルトのわずかな片隅で、けなげに一生懸命咲いている花を見て、命というものの尊さを感じ、「なんて美しいんだろう」と思わずにはいられなかったといいます。

そして、花だけではなく、空の青さ、太陽の輝き、木々の緑の鮮やかさ、頬をなでる風の気持ち良さなど、すべてのものが愛しく感じられるようになったそうです。

彼は私たちに、次のように話してくれました。

「私は仕事が好きで、忙しく働いてきたし、充実した人生を送っていると思っていました。でもその反面、自分がこんなにも美しい自然に囲まれ、自然の恩恵を受けて生きているのだということを、すっかり忘れていました。病気にならなかったら、命の尊さにも、自分が生かされているということにも、ずっと気づかなかったかもしれません」

健康なとき、人は仕事や家事、趣味、友だちづきあいなど、さまざまなことに追われて生きています。

同じような日々を繰り返すあまり、あるいは忙しすぎるあまり、ふと「自分は何のために生きているんだろう」と思ってしまう人もいるかもしれません。

また、周囲の人と自分を比べて、「自分には何の能力もない」と思ったり、人間関係で悩んだり、大切な人を失ったりして、「自分なんて生きていても仕方がない」「自分だけが辛い思いをしている」といった気分になってしまうこともあるでしょう。

そんなときはぜひ、自然に目を向けてみてください。

山や海に出かけてもいいですし、「そんな余裕はない」という人は、窓の外に見える空を眺めたり、近所の公園の木々に触れたりするだけでもいいでしょう。

一度や二度では大きな変化はなくても、たとえば一週間、毎日自然を気に留めながら生活することで、人生の見え方は少しずつ変わってくるはずです。

自然の美しさや豊かさに触れることで、抱えていた悩みが小さく感じられるかもしれませんし、この世界に生きている喜びや価値を感じ、「自分は生かされている」「自分は生きていていいんだ」と思えるようになるかもしれません。

質問

今日から一週間、身の回りの自然に目を向けてみましょう。
その中で得られた気づきを、ぜひ書き出してみてください。

「遠慮しすぎ」も「我慢のしすぎ」も、もうやめる

謙虚であることと、遠慮すること、我慢することは異なります。
謙虚さは、心穏やかに生きていくうえで必要不可欠です。
素直な気持ち、感謝する気持ちは、謙虚さから生まれるからです。
しかし、遠慮や我慢をしすぎると、
ときに苦しみに押しつぶされたり、
大切なものを失ったりすることがあります。
穏やかに生きていくためには、
遠慮や我慢を手放すことも必要なのです。

今日が人生最後の日だとしたら、どんな自分でいたいですか？

「日本人は謙虚だ」と、よくいわれます。

その言葉には、ときに「自己肯定感が低い」「自己主張をしない」といった、ネガティブな意味合いが込められることもありますが、私は、謙虚であることはとても素晴らしいと思っています。

謙虚であることは、「どうせ自分なんて……」と、自己を否定することではありません。

「自分は、弱いところも及ばないところもあり、ときには間違うこともある生身の人間である」ということを認め、受け入れることです。

自分に自信を持つのは大事です。

しかし「自分の考えが正しい」「自分には力がある」と思い込んでいるとき、人は他人の言葉を素直に聴くことができず、他人に感謝する気持ちも、なかなか生まれません。

また、謙虚さがなければ、自分が間違っていることがわかったり、何らかの原因で、自分の心身が弱ったりしても、その事実を受け入れることができず、ますます自分自身を苦しめてしまうことになります。

哲学者の三木清さんは「不安と焦躁とは傲慢《ごうまん》な心のことであり、静けさと安けさとは謙虚な心のことである」と言っています。

心の穏やかさを保つうえで、謙虚さは必要不可欠なのです。

なお、よく混同されがちですが、謙虚であることと、「遠慮すること」「我慢すること」は、異なります。

謙虚さは、常に持ち合わせていてよいものだと私は思っていますし、遠慮や我慢も、もちろん必要です。

しかし、遠慮や我慢をしすぎることが、その人を苦しめてしまう場合もあります。

たとえば、病気や事故などによって身体が思うように動かなくなった患者さんの中には、用を足すのを我慢してしまう人が少なくありません。

「家族や病院のスタッフに、しょっちゅうトイレに連れて行ってもらったり、おむつを交換してもらったりするのは申し訳ない」「『みっともない姿』を、あまり人に見られたくない」といった気持ちから、ときには限界を超えるまで、我慢をしてしまうのです。

健康な人の中にも、「限界を超える遠慮や我慢」をしてしまう人はたくさんいます。

心身ともに我慢の限界を超えているのに、「仕事だから」「同僚もみんな頑張っているから」と、毎晩遅くまで残業を繰り返している人もいれば、何らかの事情で非常に生活に困っているにもかかわらず、「申し訳ないから」という思いから、生活保護など、国の制度になかなか頼れずにいる人もいます。

あるいは、自分一人では背負いきれないほどの悩みや苦しみを抱えながら、「相手に負担をかけたくない」という遠慮や「弱い自分を見せたくない」というプライドから、誰にも相談できない人もいるでしょう。

遠慮や我慢をしすぎると、苦しみに押しつぶされたり、本当に大切なものを失ってしまったりすることもあります。

穏やかに、幸せに生きていくために、そしてこの世を去る最後の瞬間に後悔を残さないために、ときにはそれらを手放すことも必要なのです。

質問

あなたが今、遠慮していること、我慢していることを書いてみましょう。
その中で、あなたが遠慮や我慢をやめ、手放せるものはありませんか？

悩みや苦しみは、一人で抱えない。亡くなった家族に「相談」を

悩んだり、判断に迷ったりしたときは、一人で抱え込まず、
必ず誰かに相談するようにしましょう。
生きている人でも亡くなった人でも、
あるいは神さまや自然でもかまいません。
そうすることで、「自分は一人ではない」と感じることができ、
後悔することは少なくなります。
また相談することで、
思いもよらなかった答えが導き出されることもあります。

亡くなった家族や友人は、
今、あなたにどんな言葉をかけてくれるでしょうか？

自分の人生や、過去に下した決断を振り返り、「もし別の道を選んでいたら、人生は違っていたのではないだろうか」と考えたり、「あのときの決断は本当に正しかったんだろうか」と考えたり……。

「後悔」というのは、とても嫌な感情です。

私たちは選択を迫られるたびに、常により良い方を選んでいるはずです。

また、悔やんだからといって現実が変わるわけではありませんし、そもそも、頭の中で勝手に想像した未来（もし、ほかの道を選んでいたら、どうなっていたか）と現実とを比べること自体、ナンセンスです。

それでも、人はしばしば、後悔の念を抱きます。

特に「どの道を選んでも、何らかのリスクやデメリットがある」という状況下で、一つだけを選ばなければならなかった場合、必ず後悔がつきまといます。

たとえば、病気や事故などによって、患者さんが自分でものを食べられなくなった場合、胃ろう（直接、栄養や水分を送り込むため、胃に開ける小さな穴）を作るかどうかの判断が必要となります。

ご本人に意識や判断能力があればよいのですが、そうでない場合は、ご家族が判断をしなければなりません。

これは、非常に難しい選択です。

胃ろうには、「本人が望まない延命につながる」という意見もありますが、だからといって、「胃ろうを作らない」という判断を下すと、患者さんの延命を望む、ほかのご家族や親戚から非難されるおそれがあるからです。

なお私は、患者さんのご家族からこうした相談を受けたとき、「患者さんが何を大切にし、何に誇りを持って生きてきたのか、ご家族みなさんで思い出してみてください。そうすれば、ご本人が何を望むかが見えてくるでしょう。大切なのは、一人で決めないこと、一度で決めないこと、みんなで相談し、ご本人にとっての最善を選ぶことです」とお答えするようにしています。

もし患者さんが、自分の舌で食べものを味わうことを重要だと思って生きてきたなら、決して胃ろうを作ることを望まないでしょう。

しかし、患者さんが「できるだけ長く家族と一緒に時間を過ごすこと」を大切にしていたなら、胃ろうを作り、長生きすることを選ぶかもしれません。

患者さん本人に相談するような気持ちで考えれば、何を選ぶべきかが自然と見えてくるのです。

さらに、誰か一人だけが責任を持って決めると、どちらの道を選んでも、その人は必ず後悔することになります。

けれども、誰かに相談することで、より良い選択ができるようになり、後悔はより少なくなるはずです。

もちろんこれは、人生で直面する、そのほかのさまざまな悩みや選択にもあてはまります。

何かに悩んだり、判断に迷ったりしたときは、一人で抱え込まず、必ず誰かに相談するようにしましょう。

もし今、周りに相談できる相手がいなければ、「亡くなった人に相談する」という方法もあります。

実際、私は、困ったことがあると、しばしば15年以上前に腎臓がんで亡くなった父に「相談」しています。

「もし父だったら、こんなとき、どうするだろう」「もし父が生きていたら、私の悩みにどう答えてくれるだろう」と考えるのです。

そうすることで、「自分は一人ではない」と感じることができ、心の負担は軽くなりますし、思いもよらなかった答えが導き出されることもあります。

生きている人でも、亡くなった人でも、神さまや自然でもかまいません。

みなさんもぜひ、「迷ったときの相談相手」を探してみてください。

質問

あなたが今、判断に迷っていることを一つ、書いてみてください。
「あなたが相談したい相手」は、どのような答えを出すと思いますか？

未来に思いをはせる自由は、すべての人に与えられている

人には、未来に思いをはせる能力があり、
自由があり、権利があります。
しかし、未来に夢や希望を抱けないと、
人は「今」をしっかりと生きることができなくなります。
逆に、健康なときでも、病気や死という大きな苦しみを抱えているときでも、未来に思いをはせることで、人は救われます。
未来への思いこそが、人が生きていくうえでの支えとなるのです。

あなたは今、どんな夢や希望を抱いていますか？

未来に思いをはせること。

それは人に与えられた素晴らしい能力であり、自由であり、権利です。

ふだんはあまり意識していないかもしれませんが、私たちは常に、未来を想像したり、将来に希望を抱いたりしています。


今夜はおいしいものを食べよう。

週末は、家族や仲のいい友だちと遠出をしよう。

春になったら花見をしよう。

将来は、趣味を生かした仕事をしたい。


こうした思いが、どれほど心の支えになっているか、わかりません。

逆に、未来に夢や希望を抱けないと、「今」をしっかりと生きていくことが難しくなります。

どんなにおいしい料理を作っても、家族が誰も食べてくれないとあらかじめわかっていたら、果たして料理を作る気になるでしょうか。

どんなに頑張って働いても、給料が上がりそうにない、またはやりがいが感じられそうにないと思ったら、果たして働く気になるでしょうか。

もちろん、残された時間がわずかだと知らされたときも、多くの人は今を生きる意味を見失い、生きる力をそがれてしまいます。

私が以前出会った50代の男性の患者さんは、定年退職後に、奥さまと一緒に世界一周旅行に出かけることを楽しみに、一生懸命働き、毎月こつこつと貯金をしていました。

ところが、定年まであとわずかというときに、検診で肺がんが見つかったのです。

がんはすでに身体のあちこちに転移していたため、完治は望めない状態。医師から「どんなに頑張っても、一年以上生き延びるのは難しい」と言われ、その患者さんは「定年後の旅行を楽しみに生きてきたのに」「自分の人生は何だったんだろう?」とばかり考えるようになりました。

しかし、このように一見絶望的な状況であっても、実はまだ、未来に思いをはせる自由は残されています。

たとえばこの患者さんは、いったんは未来の希望を失ったものの、少しずつ運命を受け入れ、「本当は旅行に行くことではなく、妻と時間を共有することが、私にとっては大事だったのだと気づきました」「自宅で、妻に見守られながら人生最後のときを迎えられる自分は、幸せだと思っています」と口にされるようになりました。

また患者さんの中には、「先に亡くなったおじいさんにあの世で会えるから、死ぬことは全然怖くないんです」と笑顔で話す80代の女性の患者さんもいれば、「生きている間は仕事が忙しく、なかなか一緒にいられなかったけれど、死んだら、常に近くで、幼い子どもたちの成長を見守ります」と言うお父さん、自分の人生を振り返り、「自分たちが造った橋が、これからも多くの人の役に立つと思うと、とても幸せな気持ちになります」と語ってくれた橋梁メーカーの社員の方もいました。

死という究極の苦しみでさえ、人から、未来を夢見る自由を完全に奪うことはできません。

そして、未来への思いこそが、人が生きていくうえでの支えとなり、指針にもなるのです。

質問

あなたは未来に、どんな夢や希望を抱いていますか？
どんなにささいなことでもかまいません。思いつく限り、書いてみてください。

おわりに

前著『今日が人生最後の日だと思って生きなさい』を刊行したあと、読者のみなさんから、たくさんのお手紙をいただきました。

10代から90代まで、幅広い世代の方が感想を寄せてくださっており、幸せとありがたさをかみしめながら、一通一通読ませていただいたのですが、そこにはさまざまな思いが綴《つづ》られていました。


大切な人に先立たれ、気力を失っていたけれど、「亡くなった人とも、心はしっかりつながっている」ということに気づき、前向きに生きていこうと思うようになったという方。

自分自身が病気になり、死が近づいてくることをやみくもに怖がっていたけれど、「とにかく最後の日まで悔いなく前向きに、時間を積み重ねていこう」

と考えるようになったという方。

「自分の価値がわからない」「自分はなぜ生きているのか」と悩んでいたけれど、「ただ生きているだけで十分幸せでありがたいことなのだ、と気づいた」という方。

それぞれに大きな悩みを抱えながらも、一生懸命そうした苦しみと向き合い、頑張っておられるようでした。

そんなみなさんの声を読みながら、私の心に芽生えたのは、「私の経験を、より具体的に、みなさんのお役に立てるような形でお伝えすることはできないか」という思いでした。

私は人生の最終段階の医療に携わることで、これまで、たくさんの方々と出会い、たくさんの方々をお見送りしてきました。

病気になり、身体の自由がきかなくなったり、人生最後のときが近くなったりすることは、このうえなく大きな苦しみです。

しかし多くの人は、悩み、苦しみ、もがく中で、少しずつ自分の人生を振り返り、そこに意味や価値を見出すようになります。

そうしたプロセスを経て、自分の人生を肯定できるようになったとき、人はようやく本当の強さ、心の穏やかさを手に入れることができるのです。

そしてこれは、死に直面している方に限ったことではありません。

現在、何らかの苦しみや悩みを抱えている方も、人生の意味を模索し、自分なりの答えを導き出すことができれば、必ず、前を向いて生きていく力が得られるのではないかと、私は思っています。

なお、本文でも少し触れましたが、近年、「2025年問題」がメディアに取り上げられる機会が増えています。

2025年問題とは、2025年ごろまでに団塊の世代が後期高齢者に達することにより、介護費や医療費、高齢者世帯、死亡者数などが急増し、介護医療従事者の人手や病床数などが不足するというものです。

そのため、今後は在宅診療や、自宅での「看取り」へのニーズは、ますます高まっていくと考えられ、私も「エンドオブライフ・ケア協会」を２０１５年に有志で立ちあげ、この問題に取りくんでいます。

もし将来、家族が病気になり、人生の最終段階を自宅で過ごすことになった場合、どうすれば穏やかな気持ちになってもらえるか。

自分自身は、一体どのような形で、この世を去りたいか。

その答えも、おそらく人生の意味を考える過程で見つかるはずです。

人生の意味を考えること。

それはよく生き、穏やかな最後を迎えることにつながると私は思っています。

小澤竹俊

2800人を看取った医師が教える

人生の意味が見つかるノート

発行日　2017年2月1日　第1刷

著者　小澤竹俊

デザイン　轡田昭彦＋坪井朋子
編集協力　村本篤信
校正　荒井順子
カバーイラスト　©Koumei Sugiura/ARTBANK/amanaimages
制作協力　松井洋一

編集担当　栗田亘
営業担当　石井耕平
営業　丸山敏生、増尾友裕、熊切絵理、伊藤玲奈、綱脇愛、櫻井恵子、吉村寿美子、田邊曜子、矢橋寛子、大村かおり、高垣真美、高垣知子、柏原由美、菊山清佳、大原桂子、矢部愛、寺内未来子、上野綾子
プロモーション　山田美恵、浦野稚加
編集　柿内尚文、小林英史、舘瑞恵、澤原昇、辺土名悟、奈良岡崇子、及川和彦
編集総務　千田真由、髙山紗耶子、高橋美幸
メディア開発　中原昌志、池田剛
講演事業　斎藤和佳、高間裕子
マネジメント　坂下毅
発行人　高橋克佳

発行所　株式会社アスコム

〒105-0002
東京都港区愛宕1-1-11　虎ノ門八束ビル
編集部　TEL：03-5425-6627
営業部　TEL：03-5425-6626　FAX：03-5425-6770

印刷・製本　株式会社光邦

Printed in Japan ISBN 978-4-7762-0933-1

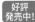

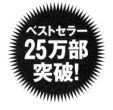

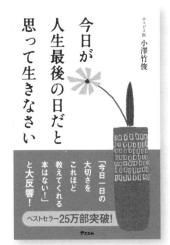

2800人を看取った医師が教える

「人生の意味が見つかるノート」

の電子版がスマホ、タブレットなどで読めます！

本書をご購入いただいた方は、もれなく本書の電子版がスマホ、タブレット、パソコンで読むことができます。

アクセス方法はこちら！

下記のQRコード、もしくは下記のアドレスからアクセスし、会員登録の上、案内されたパスワードを所定の欄に入力してください。
アクセスしたサイトでパスワードが認証されますと、電子版を読むことができます。

https://ascom-inc.com/b/09331

※通信環境や機種によってアクセスに時間がかかる、もしくはアクセスできない場合がございます。
※接続の際の通信費は、お客様のご負担となります。